DES

BRUITS ANOMAUX

DE

LA PLEURÉSIE

PAR

Henri GIRAUX,

Docteur en médecine de la Faculté de Paris,
Médecin de l Ecole de Reims.
Membre de la Société médicale de cette ville,
De la Société des sciences et arts de Vitry-le-François,
De la Société d'agriculture, commerce, sciences
et arts de la Marne, de la Société entomologique de France,
Médecin inspecteur de la Société protectrice de l'enfance, etc.

PARIS

A.PARENT, IMPRIMEUR DE LA FACULTE DE MÉDECINE

RUE MONSIEUR-LE-PRINCE, 29 ET 31

1875

térisé par une espèce de souffle léger, qui donne à l'oreille la sensation d'un mouvement d'expansion ou de dilatation, doux et moelleux. » Le second, qui se fait entendre pendant l'expiration, est plus faible que le premier et à peine perceptible à l'état normal. « Le murmure inspiratoire se prolonge pendant toute la durée de l'inspiration, tandis que le murmure expiratoire, à peine sensible, ne se fait sentir qu'au commencement de l'expiration; on estime généralement que le bruit de l'inspiration est triple en durée environ du bruit de l'expiration. »

Il y a encore à signaler deux bruits qu'on entend dans la poitrine, l'un, au niveau de la racine du poumon plus fort et plus rude que le murmure vésiculaire et se passant dans les grosses bronches, a été pour cela appelé en pathologie souffle bronchique, l'autre qui se passe dans la trachée artère : c'est le bruit trachéal.

Ces bruits normaux éprouvent de nombreuses modifications dans les maladies de l'appareil respiratoire, nous les étudierons spécialement dans la pleurésie.

CARACTÈRES ANATOMIQUES DE LA PLEURÉSIE.

Les caractères anatomiques de cette maladie se « tirent, dit Laënnec (1), de l'état de la plèvre elle-même, et du produit de la secrétion augmentée et altérée qui accompagne toujours l'inflammation de cette membrane, et de toutes les membranes séreuses. »

La plèvre, dans l'état d'inflammation aiguë, est le siége d'une rougeur qui a l'aspect de ponctuations ou d'arborisations (2) ; mais tous les auteurs modernes admettent avec Laënnec et Gendrin que cet état serait le résultat cadavérique, que pendant la vie la coloration est uniforme et générale, et si l'on dit que la plèvre est enflammée, c'est par métaphore, car « la coloration rouge, apparente à la surface de la plèvre, a son siége dans le tissu cellulaire sous-pleural, et ce n'est qu'en vertu de sa transparence que la plèvre paraît colorée » (Hardy et Béhier) (3); mais cette séreuse elle-même est épaissie, soit par le fait même de la congestion, soit par la présence des

(1) Laennec. Traité de l'auscultation, 4° édit.
(2) Hardy et Béhier. Pathologie interne, 1re édit. — Jaccoud. Pathologie interne, 3° édit.
(3) Hardy et Béhier. Loc. cit.

fausses membranes qui se présentent à sa surface.

Le second effet de l'inflammation de la plèvre est l'épanchement qui est constitué par un liquide habituellement séreux, séro-purulent ou purulent. Quelquefois il présente une coloration rouge, qui est due à la présence du sang et qui constitue la pleurésie hémorrhagique de Laënnec. Ce liquide est le plus souvent sans odeur, à moins cependant que la plèvre ou le poumon soit gangrené, dans ce cas, il présente une grande fétidité.

Quand il n'y a pas d'adhérences et que le poumon est sain, l'épanchement s'accumule d'abord « à la partie postéro-inférieure de la cavité pleurale, puis sur le côté et en avant ; le poumon, activement rétracté, surnage en vertu de sa pesanteur spécifique moindre ; si l'épanchement augmente, la rétraction croît aussi, notamment dans la partie inférieure de l'organe, laquelle est bientôt privée d'air ; alors le poumon cède à son tour à la pesanteur, et il tombe dans le liquide, entraîné par la portion affaissée, que l'air contenu dans les parties supérieures ne peut plus retenir en équilibre à la surface de l'épanchement. De ce moment agit la compression, qui refoule graduellement le poumon en haut et en dedans, et finit par l'aplatir contre le médiastin ou la colonne vertébrale, après l'avoir réduit au sixième

ou même au huitième de son volume. » (Roki-
tansky. Jaccoud) (1).

D'après Hirtz et Damoiseau (2), l'épanchement,
qui n'occupe pas la totalité de la poitrine, décrit
par en haut un plan parabolique dont l'extrémité
postérieure est plus haut que l'extrémité antérieure. Mais on admet aussi qu'un faible épanchement est formé « de deux parties, une inférieure, constituée par la masse liquide qui a pris
la place du lobe pulmonaire refoulé, une supérieure constituée par une couche mince qui
monte, par une sorte de capillarité, entre le poumon et la paroi costale » (Jaccoud). Mais avant
lui M. Hirtz (de Strasbourg), a fixé « l'attention
sur une circonstance remarquable, c'est qu'au
début de l'affection il arrive souvent que l'épanchement est répandu en lame sur une large surface » (Grisolle) (4).

Le liquide de l'épanchement contient de la fibrine en notable quantité, et c'est cette fibrine qui,
en ce solidifiant, constitue les fausses-membranes.
Celles-ci se présentent, tantôt nageant dans le
liquide sous la forme de flocons, tantôt adhérant
sur les feuillets de la séreuse avec l'apparence
lamelleuse ou filamenteuse. Dans certains cas,

(1) Jaccoud. Loc. cit.
(2) Damoiseau. Arch. gén. de méd., 1843.
(3) Grisolle. Pathologie interne.

ces néo-membranes doublent la plèvre et augmentent ainsi son épaisseur ; dans d'autres elles unissent la plèvre costale à la plèvre pulmonaire, au moyen de tractus qui retiennent le poumon fixé à la paroi osseuse. Il résulte de là des effets mécaniques qui détruisent la configuration régulière de la poitrine. En effet, l'épanchement n'augmente pas seulement aux dépens du poumon, il agrandit aussi le thorax et refoule les organes voisins tels que le cœur, le foie et la rate. Laënnec (1) disait : si on fait déshabiller un malade attaqué de pleurésie avec épanchement abondant, on reconnaît facilement, dans la plupart des cas, que le côté affecté est plus dilaté que le côté sain. » Mais parfois cette augmentation n'est pas seulement sensible à la vue, elle l'est aussi au palper. C'est un moyen suffisant d'apprécier rapidement la différence de volume des deux côtés de la poitrine, aussi bien son augmentation que sa diminution. Ce procédé, employé souvent par M. le professeur Lasègue, consiste tout simplement à appliquer en même temps les mains, l'une en avant, l'autre en arrière, sur la poitrine du malade, et à les porter comme un compas d'épaisseur alternativement sur l'une et l'autre moitié du thorax.

(1) Laennec. Loc. cit.

A mesure que l'épanchement diminue, la dilatation de la poitrine disparaît insensiblement ; mais « le retour des parties à leur situation normale est subordonné à la perméabilité du poumon qui a subi la compression ; si l'affaissement peut être complètement effacé par la rentrée de l'air, la paroi du thorax et les organes déplacés reprennent leur situation physiologique, il ne reste pas de déformation ; mais si l'atélectasie persiste en partie, alors il ne peut remplir complètement comme par le passé la, cavité thoracique ; ainsi est établie sous l'influence de la pression atmosphérique, une difformité définitive qui est favorisée encore par la rétraction des néo-membranes. » (Jaccoud).

BRUITS MORBIDES NORMAUX DE LA PLEURÉSIE.

La pleurésie est aiguë ou chronique, et, quand elle est chronique, elle peut l'être d'emblée ou consécutive à la forme aiguë. Dans l'un et l'autre cas, les signes physiques étant sensiblement les mêmes, je vais faire l'énumération des bruits que l'on entend dans une pleurésie franche c'est-à-dire à forme considérée comme type normal.

La pleurésie peut être divisée en trois périodes :

1° la période d'avant l'épanchement; 2° la période de l'épanchement, et 3° la période d'après l'épanchement.

1re *période*. Elle s'annonce habituellement par une fièvre d'intensité variable, un point de côté, de la dyspnée, de la toux et des frissons répétés, mais ces derniers ne sont pas constants. La percussion donne de la submatité à la base du poumon et l'auscultation fait reconnaître de l'affaiblissement du murmure vésiculaire et parfois un bruit de frottements. Mais comme le médecin a très rarement l'occasion d'assister à ce début de la maladie, et, par conséquent, d'en constater les signes physiques, je ne m'arrêterai pas davantage sur cette période, et je passe de suite à la seconde qui est la plus importante, puisque c'est elle qui met le plus en danger les jours du malade.

2e *période*. *Percussion*. Aussitôt que l'épanchement vient à paraître et qu'il a déjà une hauteur de quelques centimètres, on constate, à la palpation, une diminution des vibrations thoraciques dans toute l'étendue qui correspond au liquide; quand l'épanchement augmente, ces vibrations sont nulles où le liquide est le plus abondant, puis « elles reparaissent affaiblies là où la couche liquide diminue d'épaisseur, et au-dessus du niveau elles sont perçues normales.

« Lorsque, dans le point percuté, il n'y a qu'une couche mince de liquide, la percussion peut encore faire entrer en vibration le tissu pulmonaire et l'air qui y est contenu, aussi l'on obtient du son ; de plus ce son est *tympanique* soit parce que le poumon, légèrement contracté, contient un peu moins d'air et vibre mieux (Skoda), soit parce que le tissu vibrant est entouré d'un milieu uniforme qui en égalise les vibrations (Wintrich). Le premier signe, fourni par la percussion, est donc un son tympanique dans les points où le liquide s'accumule tout d'abord. Ce signe indique un épanchement fort peu abondant. » (Jaccoud.)

Lorsque le liquide devient de plus en plus considérable, la percussion rend à son niveau un son mat ; cependant, vers la partie supérieure, le son arrive graduellement à reprendre le timbre physiologique. « Dans les épanchements complets le son est vraiment *tanquam percussi femoris* », bruit de chair frappé d'Avenbrugger ; « mais dans la région sous-claviculaire, les résultats de la percussion sont variables » (Jaccoud.) C'est ce que nous étudierons dans l'autre chapitre.

Auscultation. « Une grande diminution où l'absence totale du bruit de la respiration, l'apparition, la disparition et le retour de l'égophonie, sont les signes par lesquels le stéthoscope annonce l'existence de l'épanchement pleurétique et en indique la mesure. » (Laënnec). Lorsque l'épanchement pleurétique est appréciable par la percussion, on constate une diminution du murmure vésiculaire et une altération dans son timbre ; « c'est l'expiration qui est modifiée d'abord, elle devient soufflante et prolongée; l'inspiration peut ensuite présenter le même earactère, mais le souffle reste en général plus marqué pendant l'expiration; au début il est doux, vibrant, un peu lointain, comme voilé ; il est produit par le bruit vésiculaire renforcé et prolongé par une couche mince de liquide, faisant office d'anche membraneuse ; ultérieurement, ce souffle subit diverses modifications selon l'abondance de l'épanchement et l'état du poumon. » (Jaccoud).

Quand l'épanchement est très-abondant, il y a une absence complète de tout bruit au niveau du liquide, « excepté le long de la colonne vertébrale » (Laënnec) où on entend encore la respiration modifiée dans son intensité et son caractère. « L'absence totale de la respiration est un signe tout à fait pathognomonique de la pleurésie avec épanchement abondant, lors même que le point pleurétique n'existe pas. » (Laënnec).

La voix elle-même offre des altérations différentes qui concordent avec celles du bruit respiratoire et du souffle : à la diminution du murmure vésiculaire correspond un affaiblissement de la voix ; au souffle correspond une exagération de la voix avec un timbre soufflant, et enfin elle devient « égophonique quand le souffle est doux et voilé » (Jaccoud) Elle présente encore d'autres caractères, mais comme ils entrent dans le cadre des bruits anomaux, nous en parlerons un peu plus loin.

3ᵉ *période. Percussion*. Après la disparition du liquide par résorption ou par ponction, habuellement la matité persiste encore longtemps là où elle existait pendant la période précédente, à ce point qu'on peut par ce seul signe reconnaître quelquefois une pleurésie-antérieure. Cependant il y a des cas où elle disparaît avec une admirable rapidité, et la maladie ne laisse aucune trace appréciable de son passage.

Auscultation. L'épanchement n'existe plus, le poumon se dilate et reprendra la place qu'il occupait avant l'épanchement s'il n'a pas subi des altérations dans sa texture ou s'il n'est pas retenu par des fausses membranes. Mais dans tous les cas, la respiration ne regagnera pas de suite, surtout à la base, son intensité et son timbre physiologiques. « Souvent, plusieurs mois après la convalescence du malade, la respiration a encore une intensité de moitié moindre dans le côté affecté que dans le côté sain. Je pense que ce phénomène est dû à une conversion très-lente des fausses membranes en tissu cellulaire, et en même temps à une diminution de l'action propre du poumon, par suite de la longue compression qu'il a éprouvée » (Laënnec) (1). Mais on entendra des bruits de frottement, bruits de cuir neuf dont nous parlerons dans l'article suivant, et souvent aussi un mélange de râles sonores et muqueux qui disparaissent quand le malade tousse comme l'indique l'observation I.

BRUITS MORBIDES ANOMAUX DE LA PLEURÉSIE.

Je partage également ce chapitre en deux parties : dans la première se placent les bruits fournis par la percussion, et dans la seconde ceux qui sont fournis par l'auscultation.

En reproduisant mes recherches personnelles, je m'appuierai, comme je le dis dans mon introduction, sur l'autorité des auteurs qui ont écrit

(1) Laennec. Loc. cit.

Giraux.　　　　　　　　　　　　　3

sur ce sujet, et sur des observations qui ont été reeucillies, pour la plupart, à la Pitié, dans le service de M. Lasègue.

I

Bruit tympanique, skodique, kydro-aérique, humorique
et de pot fêlé.

Skoda fait quatre groupes des diverses modifications que donne la résonnance du thorax lorsqu'on le percute :

1° du son plein au son creux ;

2° du son clair au son sourd ;

3° du son tympanique au son non tympanique ;

4° du son haut au son bas.

« Dans la plessimétrie du thorax, dit M. Roger (1), on admet généralement qu'une seule série de sons, variant du plus au moins, du son clair au son mat ; le son, considéré exclusivement sous le rapport de l'intensité, est dit augmenté ou diminué, ou bien matité complète ou incomplète ; on ne note comme résonnance à timbre spéciale, que le bruit de pot fêlé (son humorique, hydro-aérique) M. Voillez (2), à son tour, divise les bruits en trois groupes basés :

(1) Roger. Arch. gén. de méd., 1852.
(2) Voillez. Arch. gén. de méd., 1855.

1° sur le ton ou la tonalité des bruits ;

2° sur leur intensité ;

3° sur la sensation tactile d'élasticité ou de résonnance thoracique.

En appendice il en ajoute un autre qu'il nomme choc de percussion, bruit qui est produit par les doigts qui percutent.

Après avoir developpé ces idées là dans un loug et remarquable article, publié dans les Archives générales de médecine de 1855, il tire les conclusions que je reproduis :

Tonalité.— « Le ton des résonnances de percussion est grave ou aigu. Il varie suivant la quantité d'air continu dans la partie percutée, et qui est d'autant moindre que les résonnances sont plus aiguës, et d'autant plus grande qu'elles sont plus graves.

Dans les cas de sons graves anomaux, l'emphysème ou le pneumothorax est plus considérable ; dans les cas de sons aigus, *l'épanchement pleurétique* est plus abondant.... C'est ici que doivent se ranger les bruits anomaux aigus du poumon dans la pleurésie (son tympanique de Skoda.)

Intensité. — L'intensité ne dépend nullement de l'air contenu en plus ou moins grande quantité

dans la poitrine, car cette intensité peut être
exagérée ou diminuée avec très-peu ou beaucoup
d'air au niveau du point percuté. » On voit donc
que, d'après ce qui vient d'être dit, à la diminution d'intensité des sons de percussion correspond la matité; qu'à l'augmentation d'intensité
correspond le tympanisme.

Dans les épanchements pleurétiques d'une quantité variable, on trouve *souvent* sous la clavicule
un « son clair comme métallique (hydroaérique)
stomacal » (Valleix) (1). qui contraste avec le son
que rend le reste du poumon. Cette sonorité,
souvent exagérée est appelée, le plus habituellement, son tympanique ou bruit skodique quoique Avenbrugger, selon MM. Hardy et Béhier (2),
Williams selon M. Tardieu (3), en ait parlé avant
Skoda.

Pour donner une dénomination un peu scientifique à ce bruit skodique, j'emprunte à M. Voillez
la définition qu'il en donne : « l'intensité d'un bruit
de percussion, au lieu d'être diminuée, peut être
augmentée ou exagérée par rapport à l'intensité
normale. J'appellerai tympanisme cette exagération d'intensité considérée seule, » mais, je crois,
que son stomacal donne une idée plus nette du

(1) Valleix. Guide du médecin praticien.
(2) Hardy et Béhier. Loc. cit.
(3) Tardieu. Manuel de path. int.

phénomène et le rend plus saisissable à nos sens.
Ce bruit, qui est un signe physique plus habituel
de toute autre maladie que de celle qui nous occupe, s'entend donc également dans les inflam-
mations de la plèvre avec épanchement plus ou
moins considérable, comme nous aurons l'occasion de le voir dans le cours de ce chapitre.

Ce son tympanique n'est pas aussi rare qu'on
le croyait avant les recherches des observateurs qui ont étudié spécialement cette question.

M. Roger (1), en particulier dont l'attention a
été attirée sur ce point a signalé ce phénomène
41 fois sur 51 pleurétiques, et c'est ce qui lui a
fait dire : « le son tympanique peut donc être
regardé comme un des signes de la pleurésie avec
épanchement, il se manifeste, non point par exception, mais au contraire assez fréquemment
pour être ajouté à la liste des signes physiques
des collections liquides de la plèvre. » M. Voillez (2), de son côté, sur 8 observations ne l'a
trouvé limité en avant du thorax, à droite ou a
gauche, que 3 fois dans les pleurésies avec épanchement. Quant à moi, voici les chiffres que j'ai
obtenus en compulsant des observations au hasard.

(1) Roger. Loc. cit.
(2) Voillez. Arch. gén. de méd., 1856.

En 1874, sur 15 pleurétiques j'en ai trouvé 6 qui présentaient des bruits anomaux, et dans ces 6, il y en avait 3 seulement qui donnaient à la percussion du bruit skodique. En 1875, sur 5 observations, 3 mentionnent le bruit. De telle sorte que, sur un total de 20 observations, je n'en ai que 6 qui relatent ce bruit anomal.

J'arrive donc, ainsi que M. Voillez, à un résultat bien différent en apparence de celui de M. Roger ; mais je ne crois pas, pour cela, que mes chiffres soient suffisamment puissants pour infirmer ceux de cet observateur distingué, car si mon total est partagé en deux parties qui correspondent aux années dans lesquelles les malades sont entrés à l'hopital, on voit qu'en 1874, 3 malades sur 15 ont présenté le bruit dont je m'occupe, mais qu'en 1875 sur 5 il y en à 3, c'est-à-dire plus de la moitié, qui l'ont fourni.

A quoi tient donc cet écart entre ces deux années ? Est-ce à une veine, ou bien n'est-ce pas plutôt parce qu'en 1874 l'esprit de ceux qui ont recueilli ces observations n'était pas tourné vers ce point pathologique ? Je ne suis pas éloigné de me ranger à cette dernière manière de voir ; car toutes les fois que des chercheurs ont abordé cette question, ils ont observé des cas assez remarquables pour en faire l'objet de publications, et même assez nombreux pour démontrer que

cette résonnance spéciale n'est pas un fait accidentel, mais un fait général qui peut être érigé
en loi.

Le son tympanique, entendu dans la pleurésie
a pour siége la région sous-claviculaire du côté
de l'épanchement. Le plus ordinairement, le son
se perçoit *au-dessus* de la ligne de niveau du liquide et surtout sous la clavicule correspondante
dans une étendue plus ou moins grande (1).

Cependant, comme dans les cas cités par
M. Notta, il peut occuper un espace circonscrit
au-dessous du niveau du liquide, c'est-à-dire
qu'entre la zone mate et la zone normale il existe
une zone tympanique; d'ailleurs voici ce qu'il
dit (2) : « Nous voyons dans cette observation
(obs. 1), une sonorité hydro-aérique se produire
au-dessous du niveau du liquide, dans le cours d'une
pleurésie avec épanchement commençant à diminuer, quoique remplissant encore toute la plèvre ;
la matité qui existe en avant, entre le bord supérieur de cet espace sonore et la clavicule, et
les signes fournis par la percussion et l'auscultation au sommet en arrière, sur un plan plus élevé
ne nous laissent aucun doute sur sa situation
au-dessous du liquide. »

(1) Trousseau. Clinique médicale de l'Hôtel-Dieu.— Valleix,
Grisolle, Tardieu. Loc. cit.
(2) Notta. Arch. gén. de méd., 1850.

A quelle période de la maladie le son skodique se produit-il ? Je crois qu'on peut répondre hardiment qu'il se produit à toutes les périodes : à celle de croissance aussi bien qu'à celle de décroissance de la maladie, comme le montre l'observation 3. Mais on exceptera toutefois la période où l'épanchement remplit totalement la plèvre, et cependant doit-on faire encore une réserve si l'on se reporte aux paroles de M. Notta déjà citées plus haut : « Nous voyons une sonorité..... dans le cours d'une pleurésie avec épanchement commençant à diminuer *quoique remplissant encore toute la plèvre.* »

Le son tympanique que rend la poitrine d'un malade qui a du liquide dans sa plèvre, en le percutant, n'est pas toujours identique à lui-même : c'est ce qui explique les noms différents qu'on a donnés au même phénomène et que j'ai inscrits en tête de ce chapitre. En effet, « ce son est tantôt manifestement plus clair, plus haut, tympanique dans le sens que l'on attribue généralement à cette dénomination ; il ressemble à celui que l'on obtient d'ordinaire dans l'emphysème du poumon, dans le pneumothorax. D'autres fois, il est analogue à celui que donne l'intestin ou l'estomac contenant des gaz et des liquides, et tantôt alors il est à la fois creux et assez clair, comme métallique, tantôt il est en même temps

plus bas. C'est ce timbre tout à fait spécial que
les pathologistes désignent généralement par les
noms d'humorique, d'hydro-aérique, de pot
fêlé » (Roger) (1). De même que le son mat diffère du son clair par l'intensité, de même ce dernier (qui est le son tympanique) diffère de lui-
même par la tonalité, suivant les circonstances
physiques que nous verrons, je pense, en exami-
nant les causes de ce bruit.

Mais auparavant voyons ce qu'en dit M. Voillez (2) : « Ce n'est pas dans le tissu pulmonaire
lui-même qu'il faut chercher la cause de la tonalité normale, mais bien dans la quantité d'air ren-
fermé dans le poumon.

« L'expérience démontre que tous les corps
qui contiennent de l'air donnent, à la percussion
un son d'autant plus grave qu'ils en contiennent
manifestement davantage. Si l'on percute une
vessie ou un estomac, tandis qu'on les insuffle,
on constate que le son devient de plus en plus
grave à mesure que le corps ou l'organe mem-
braneux reçoivent de plus en plus d'air.

« La pleurésie avec épanchement est la maladie dont l'étude présente, sous le rapport de la
tonalité, la plus grande importance. En effet,

(1) Roger. Loc. cit.
(2) Voillez. Loc. cit.

elle offre cette particularité curieuse, que tous
les bruits anomaux que peut fournir la percussion du côté affecté ont une tonalité aiguë. Lorsque l'épanchement est très-abondant, les caractères d'acuité franche se manisfestent au niveau du
poumon, et caractérisent les résonnances pulmonaires anomales signalées par Skoda dans la pleurésie. Ces résonnances anomales sont *multiples*,
et au point de vue de la tonalité, elles constituent
des sons plus ou moins durs et brefs, et plus ou
moins aigus, dont le degré le plus élevé d'acuité
paraît être ici la tonalité du bruit de pot fêlé. »

Je ne m'appesantis pas davantage sur ce point
je dirais presque artistique, pour arriver de suite
à rechercher les causes de la résonnance de la
partie supérieure de la poitrine.

D'abord il est nécessaire de faire remarquer
que dans les cas de pleurésie sèche où des fausses
membranes sont appliquées contre la plèvre viscérale, M. Skoda avance que la sonorité thoracique est peu modifiée, il va même dire que la
présence d'un liquide de plusieurs millimètres,
voire même de quelques eentimètres d'épaisseur,
interposé entre le poumon et la paroi pectorale,
n'y apporte pas non plus un changement notable.

Mais certains observateurs ne sont pas de cet
avis. Ainsi M. Mailliot (1) fait observer que la

(1) Mailliot. Traité de percussion, 1843.

présence de pseudo-membranes dans la plèvre fait diminuer la sonorité du thorax ; « il ne peut se faire, dit-il, qu'il en soit autrement ; alors surtout que l'épaisseur des fausses membranes est très-considérable. » M. Fournier en dit autant : « J'ai constaté, ajoute-t-il, par l'autopsie, qu'il suffisait souvent d'une fausse membrane même récente, de l'épaisseur d'une ligne, pour communiquer au son que développe la percussion une obscurité bien distincte. » Ainsi Skoda admet que, quand le liquide re remonte pas jusqu'à la clavicule, on obtient entre cet os et le niveau supérieur, un son tympanique sensiblement normal, qui un peu plus tard devient tympanique, par suite de la *rétraction partielle du tissu pulmonaire*, alors dans cet état, le poumon légèrement contracté contient un peu moins d'air et vibre mieux.

Cette manière de voir est admise par des médecins très-distingués entre autres par MM. Roger, Tardieu, etc. Mais elle est niée par d'autres, observateurs non moins dignes de foi, parmi lesquels je citerai Grisolle qui dit (1) : « Cette proposition est difficilement admissible ; elle est d'ailleurs en contradiction avec les lois de la physique. » Pour Williams, cette sonorité tympanique serait due à la transmission du son bron-

(1) Grisolle. Loc. cit.

chique par les vésicules pulmonaires condensées autour des grosses bronches.

« Il résulte de là que le tympanisme sous-claviculaire de la pleurésie a deux origines : dans l'épanchement en couche mince, il est produit par la vibration du tissu pulmonaire contenant de l'air (tympanisme de Skoda), dans l'épanchement avec compression totale du poumon il résulte de l'ébranlement plessimétrique de la colonne d'air trachéo-bronchique (tympanisme de Williams) (Jaccoud). » M. Bouchut, contrairement à l'opinion de Williams, dit que cette résonnance tympanique est due à la dilatation des vésicules pulmonaires.

M. Roger, qui a étudié longuement cette question, croit que plusieurs éléments concourent à sa production : ce sont le liquide, le poumon et la paroi thoracique. Il ajoute : « Une certaine quantité de liquide, une quantité moyenne, qui remplit le tiers ou la moitié de la cavité pleurale paraît la condition la plus favorable à la manifestation de la sonorité tympanique.

« Dans ces circonstances le poumon, surtout au début de la pleurésie, surnage, repoussé en avant et en haut par le fluide, et c'est alors qu'en percutant l'on perçoit ordinairement dans la région sous-claviculaire une résonnance exagérée.

« Les rapports immédiats du poumon avec la pa-

roi thoracique prennent sans doute une part importante à la production du son tympanique dans
la pleurésie. Mais il ne faut pas expliquer, dans
tous les cas, l'existence du son tympanique par
l'accolement immédiat du poumon à la région
percutée ; cet accolement n'est pas du tout une
condition *sine qua non* de la résonnance tympanique dans la pleurésie. »

Avant lui deux observateurs émérites MM. Piorry et Notta faisaient jouer, en effet, une importance considérable à l'accolement du poumon
contre la paroi thoracique et lui attribuaient même
la principale cause de la production du bruit
skodique. M. Piorry (1) en 1843, écrivait, en effet
ces lignes : « Quand des adhérences fixent le
poumon sur une partie des parois thoraciques,
alors le liquide ne peut plus se trouver sur ces
points ; dès lors le son reste clair dans cet endroit,
quelle que soit d'ailleurs la position du malade. »
En 1850, M. Notta publiait, dans les Archives générales de médecine, deux observations relatives
à la question que je traite, et recherchant aussi
une cause à cette sonorité, il s'exprime en ces
termes : « Ne pourrait-on pas admettre que,
dans le decubitus dorsal, le liquide d'une part se
serait porté par son propre poids à la partie

(1) Piorry. Traité de path. iatrique.

postérieure de la cavité pleurale, et le poumon, d'autre part, surnageant à la surface de ce liquide serait venu se mettre en contract avec la paroi thoracique antérieure, dans une certaine étendue qui serait celle de la sonorité décrite ; que cette portion de poumon avait contracté des adhérences qui l'auraient maintenue dans eette position et auraient empêché la couche de liquide située au-dessus de venir s'interposer entre elle et le paroi de la poitrine lorsqu'on faisait asseoir le malade pour le percuter. Quoi qu'il en soit de cette explication, il faut de toute nécessité reconnaître que, pour une cause quelconque, une partie circonscrite du poumon est venue faire pour ainsi dire hernie à travers l'épanchement, et se mettre en contact immédiat avec la paroi thoracique. Alors seulement, il me semble, il devient possible de se rendre compte de cette sonorité exagérée et de son timbre stomacal. Dans ce cas, le poumon se trouve dans les mêmes conditions qu'une vessie distendue par de l'air, plongée dans l'eau, mais affleurant la surface du liquide dans un point circonscrit, il est évident que dans ce point on aura un son clair. »

La deuxième observation « n'est, dit-il, que le complément de la première, et elle vient nous montrer quelles sont les conditions nécessaires pour la production du son hydro-aérique, dont nous avons parlé.

L'autopsie nous montre la face antérieure du lobe supérieur du poumon, qui est saine, en contact immédiat avec la paroi thoracique dans le point correspondant à la sonorité observée sur le vivant. » M. Monncret (1), comprenant que les causes qui produisent ce son sont complexes, prend les opinions de MM. Notta et Williams, les condense en une seule et en forme la sienne. Voici en effet ce qu'on lit dans la pathologie de MM. Hardy et Béhier : « M. Monneret a pensé que cette modification spéciale du son tenait aux rapports existant entre le poumon comprimé par l'épanchement, mais non altéré dans sa texture, et les grosses bronches et la trachée dans lesquelles résonnait la percussion opérée médiatement sur le poumon densifié, surtout dans les cas où il adhère au point de la paroi thoracique, qui est percuté. Cette opinion est celle vers laquelle nous inclinerions pour notre part. » Voilà, il me semble, un raisonnement qui plaide beaucoup en sa faveur et de plus il a pour lui des médecins tels que MM. Hardy et Béhier dont le jugement doit faire autorité en cette matière.

(1) Bulletin de la société médicale des hôpitaux de Paris, 2ᵉ série.

Déjà en 1855, M. Voillez publiait une explication de ce phénomème, mais il faisait jouer un grand rôle à la quantité d'air contenue dans le poumon. On voit, en effet, dans les Archives de médecine de cette année là, ceci: « A quoi tiennent ces modifications nombreuses de l'acuité des sons de percussion? Tout démontre que c'est dans la diminution de la quantité d'air contenu dans la poitrine qu'il faut en chercher la cause. L'expérience prouve d'abord que les corps contenant de l'air rendent à la percussion un son d'autant plus aigu qu'ils en renferment moins. Si la cavité destinée au poumon diminue d'étendue par une cause quelconque, le poumon satisfait à son élasticité propre et occupe un espace moindre en revenant sur lui-même. La quantité d'air qu'il contient en est nécessairement diminuée. Or, c'est ce qui arrive par suite des épanchements pleurétiques.

Cependant il est une sonorité aiguë particulière celle dite de pot fêlé, qui ne tient pas tant à la quantité d'air contenu dans la partie percutée qu'à la petite quantité d'air mise en vibration par la percussion. Lorsque se produit le pot fêlé, le poumon, à l'ouverture de la poitrine après la mort, ne revient plus sur lui-même, comme dans l'état physiologique, et on lui voit occuper un espace égal à celui qu'il remplissait chez le sujet

vivant. Or, dans cet état, si les parois thoraciques
sont très-flexibles, la percussion comprime brusquement les parties superficielles du poumon et
en chasse l'air instantanément vers les bronches,
ce qui produit le bruit de pot fêlé. » Mais bien
avant cet observateur MM. Regnaud et Piorry
avaient attribué à la sortie brusque de l'air des
cavernes tuberculeuses le bruit de pot fêlé, qu'on
perçoit dans la tuberculose pulmonaire.

Je viens de passer en revue à peu près toutes
les théories qui règnent sur cette question ; toutes ont des partisans, toutes ont des détracteurs,
et dans l'un et l'autre camp, il y a des médecins
doués d'un grand talent d'observation et du plus
haut mérite. A quoi donc tient cette divergence
d'opinion ? Loin de moi la pensée de vouloir tran-
cher le nœud, et je ne serai pas assez téméraire
de me mettre, avec les faibles armes que je possède, à l'encontre de mes maîtres. Mais cependant,
il me semble que je puis dire, sans manquer à ce
principe, où je crois voir la vérité.

Je poserai tout d'abord cette question : le son
tympanique, considéré en lui-même, est-il simple ? Oui, assurément, alors il faut qu'il soit
toujours produit par la même cause; seulement
comme il diffère par son timbre et par son intensité, il est nécessaire, bien que la cause première reste toujours la même, pour que l'effet

change, que plusieurs éléments interviennent, et dans ce cas ces éléments sont la paroi thoracique‘ le liquide, le poumon plus ou moins modifié par les fausses membranes (1), et enfin l'air que ce dernier contient. Il est évident qu'on peut donner au son, avec de pareils facteurs, tous les tons que l'on voudra. Mais il est évident aussi que, si un ou deux de ces facteurs viennent à manquer, la tonalité changera, et cependant le bruit pourra garder toujours le même caractère, comme de nombreux exemples l'ont prouvé, entre autres cette citation du professeur Landouzy de Reims, de regrettable mémoire : « .... une particularité non moins importante, c'est le son skodique au sommet d'un côté rétréci, six mois après une pleurésie aiguë, en l'absence de tout liquide et de toute excavation tuberculeuse (2).

D'après cela, si j'admets que ce phénomène a toujours la même origine, j'admets aussi qu'il faut que plusieurs éléments soient en jeu, et alors je me range à la théorie éclectique de Monneret dans laquelle il fait entrer en ligne de compte la densité du poumon occasionnée par l'épanchement, et les rapports de cet organe avec les grosses bronches

(1) Des fausses membranes peuvent entretenir du souffle, çauser de la matité inégale et du bruit de pot fêlé. (Fourmentin, thèse 1874, p. 54.

(2) Landouzy. Arch. gén. de méd., 1856.

et la paroi thoracique. On comprend alors qu'avec de semblables agents on obtienne, suivant les rapports plus ou moins intimes qu'ils contracteront eneux, tantôt un son stomacal, hydro-aérique, tantôt un son de pot fêlé, et ce n'en sera pas moins cependant le son tympanique.

DU CHOC DE PERCUSSION (1) ET DE LA SUCCUSSION (2).

Je signale encore, en passant, un bruit accessoire qui est produit par la percussion et qu'on appelle pour cela choc de percussion; mais comme il n'est pas, bien entendu, exclusif à la pleurésie, je me borne seulement à le noter. Cependant Avenbrugger y attachait une certaine importance, puisqu'il recommande de se ganter la main qui percute afin d'atténuer, dit-il, le bruit de choc (strepitus) qui nuit à la clarté de la résonnance que fournit la poitrine elle-même.

Il en résulterait alors que l'usage du doigt qui amortit le bruit est préférable à tous les plessimètres en ivoire ou en métal qui, eux, l'exagèrent.

Enfin, Valleix mentionne dans son ouvrage que

(1) Voillez. Arch. gén. de méd., 1855.
(2) Valleix. Guide de méd. prat., 3° édit.

M. Heyfelder (1) a entendu le bruit de flot en pratiquant la succussion chez deux de ses malades
atteints de pleurésie chronique. Dans un cas,
c'est après la thoracentèse que le phénomène a
eu lieu et « on l'explique facilement par l'entrée
d'une certaine quantité d'air à travers l'ouverture du thorax, mais dans l'autre, le bruit ayant
été perçu avant l'opération, l'explication est très-
difficile. » Y avait-il un hydropneumothorax
qui a été méconnu, se demande Valleix ?

II.

De la respiration et de la voix bronchiques caverneuses et
amphoriques.
Du gargouillement, du frottement anomal et du râle
crépitant de la pleurésie.

» Dans les modifications pathologiques de la
respiration, on doit distinguer les altérations du
rhythme, d'intensité et de caractère » (Barth et
Roger) (2). Dans les deux premières altérations
rentrent les bruits *anormaux* de la pleurésie, dans
la dernière, les bruits *anomaux* qui compren-
nent la respiration rude, bronchique, caverneuse
et amphorique, c'est-à-dire les bruits qui sont
compris dans le plan de ce travail.

La respiration et la voix caverneuse et ampho-

(1) Arch. gén. méd., 1839.
(2) Dechambre. Dict. enyc. des sc. méd.

rique etc. ont été de la part de MM. Rilliet et Barthez (1), Béhier (2), Landouzy (3), l'objet de publications spéciales dans les Archives générales de médecine.

En 1853, MM. Rilliet et Barthez écrivaient : « depuis la publication de Monneret sur la pleurésie des adultes, il est généralement reconnu, qu'à tout âge le souffle bronchique est un symptôme très-fréquent de la phlegmasie pleurale. Aujourd'hui nous allons plus loin, et nous ajouterons qu'il est des cas de pleurésie chronique simple ou compliquée de bronchite dans lesquels du gargouillement, du souffle caverneux et même de la respiration amphorique, peuvent être perçus pendant longtemps au niveau du point malade. Les faits de cette nature sont rares, et l'on connait peu les conditions anatomiques qui concourent à produire ces altérations du bruit respiratoire. »

Avant eux, quelques observateurs avaient remarqué ces faits et les avaient seulement signalés. Ainsi Chomel (4), que j'ai déjà cité dans mon introduction, mentionne dès 1842 du gargouillement dans la pleurésie chronique, mais il

(1) Rilliet et Barthez. Arch. gén. do méd., 1853.
(2) Béhier. Id., 1854.
(3) Landouzy. Id., 1856.
(4) Chomel. Pathologie générale, 1842.

suppose que ce râle était l'indice d'une caverne.

Plus tard, en 1850, Notta (5) rapporte une observation dans laquelle il est dit : « qu'au niveau de l'espace sonore, il y avait de la pectoriloquie, et, pendant les derniers jours, de la respiration caverneuse. » M. Barthe, dans la deuxième édition de son traité d'auscultation et qu'il a reproduit depuis dans toutes les autres, reconnait que dans les pleurésies « l'auscultation révèle un phénomène analogue (à la pectoriloquie), et les paroles sont nettement distinguées par l'oreille comme si la poitrine même parlait. »

Donc, depuis longtemps déjà, ces phénomènes étaient connus, mais ce n'est que pendant les années 1853, 1854, et 1856 que parurent des mémoires qui attirèrent l'attention du public médical sur eux et les firent passer dans la pratique, car ce n'est, à vrai dire, qu'à partir de ce moment que les pathologistes, Valleix, Grisolle, Trousseau, Hardy et Béhier, Tardieu, Jaccoud les mirent dans leurs ouvrages au nombre des signes physiques de la pleurésie: et maintenant que ces faits sont indiqués, il n'est pas de praticien qui n'ait eu l'occasion de les rencontrer.

MM. Rilliet et Barthez, à l'appui de leur dire, publient 5 observations de pleurétiques dont je

(1) Notta. Loc. cit.

vais reproduire les faits saillants qui ont trait à mes recherches.

Dans la première observation, les signes stéthoscopiques lui (M. Rilliet) firent croire, au début de la maladie, à la formation d'une excavation dans le poumon ; mais, quand l'épanchement se dissipa complètement, il reconnut son erreur.

Dans la deuxième observation, on constate du souffle bronchique très-fort, comme caverneux, occupant en arrière les trois quarts supérieurs des poumons, et présentant, au niveau des grosses bronches et de la fosse *sous-épineuse*, un timbre véritablement amphorique. Ces symptômes persistent les jours suivants et augmentent même d'intensité. Au niveau de la fosse *sous-épineuse*, la respiration est amphorique, et la voix retentit si fortement, que l'on croit ausculter une vaste caverne superficielle.

Deux jours plus tard, ces phénomènes avaient diminué, et ils disparurent graduellement.

3ᵉ obs. « En auscultant en arrière à droite, j'entendis, dit M. Rilliet, dans toute la région dorsale inférieure et dans l'aisselle un bruit respiratoire qui, par son timbre et son intensité, tenait le milieu entre un souffle bronchique très-intense, la respiration amphorique, et paraissait se faire plutôt dans un grand tube que dans une large cavité. Cette respiration pseudo-amphorique différait de la véritable, par l'absence de la vibration métallique si caractéristique, il n'y avait non plus ni tintement métallique, ni toux, ni voix amphorique, celle-ci paraissait plutôt caverneuse..... l'ensemble de ces caractères me fit annoncer que nous n'avions pas affaire dans ce cas à une perforation du poumon, mais à une de ces bizarreries de l'auscultation qui ne sont pas toujours faciles à expliquer. J'annonçai que le bruit pseudo-amphorique ne tarderait pas à se dissiper si l'épanchement augmentait, le fait arriva comme je l'avais prédit.....

4ᵉ obs. On trouve en arrière, à droite, de la matité dans les deux tiers inférieurs, se prolongeant jusque dans l'aisselle. Tout à fait à la base, absence du bruit respiratoire remplacé, à mesure que l'on ausculte une région plus élevée, par une respiration bronchique de plus en plus intense, qui, vers le milieu du bord spinal de l'omoplate atteint les proportions d'un véritable souffle caverneux. En ce point retentissement considérable de la voix, véritable pectoriloquie, qui, en dehors, devient de l'égophonie simple, et disparait à mesure qu'on descend vers la base du thorax. En outre, au point où existe la respiration caver-

neuse et la pectoriloquie, il arrive, en faisant
tousser le malade, d'entendre par moments un
véritable gargouillement..... « La conclusion fut
l'existence très-probable d'une pleurésie chronique dont les symptômes stéthoscopiques étaient
modifiés par une circonstance accidentelle et
inconnue, et la suite de la maladie prouva la
justesse de ce diagnostic.

L'obs. 5, dont la démonstration anatomique a
pu être fournie, offre la preuve évidente que la
respiration caverneuse peut être perçue en l'absence de toute excavation pulmonaire.

« En résumé, il nous semble certain, que la
respiration caverneuse, la respiration amphorique et le gargouillement peuvent être perçus dans
la pleurésie et en l'absence de toute excavation
pulmonaire, et que ces bruits ne sont que le retentissement exagéré de ceux qui se produisent
normalement dans la trachée et dans les grosses
bronches. »

Si, maintenant, nous passons aux pages que
M. Béhier a écrites sur cette matière, nous re-
marquons que, dans les deux observations qu'il
publie, le point visé est surtout le souffle amphorique. Nous lisons, en effet, dans la première
observation « .... l'état du malade est notablement aggravé.... matité complète de la poitrine

en avant et en arrière du côté droit depuis la base jusqu'au sommet, la matité est absolue tant dans la fosse *sus-épineuse* que sous la clavicule..... En arrière, dans toute la fosse *sus-épineuse*, et notamment à la partie la plus interne de cette région, on perçoit une respiration soufflante très-forte, très-rude, avec timbre amphorique des plus manifestes, sur les mêmes points. Le retentissement de la voix est exagéré, et il entraîne avec lui un timbre amphorique très-marqué et très-désagréable à l'oreille; ces phénomènes amphoriques coïncident, nous le constatons bien nettement et à plusieurs reprises, avec une matité absolue de la région dans laquelle ils sont perçus. Quatorze jours plus tard, la matité a beaucoup diminué au niveau de l'omoplate, mais le souffle amphorique et le retentissement amphorique de la voix sont complètement disparus. »

« Le point capital, selon moi, dit M. Béhier, dans cette observation, c'est la présence de ce souffle amphorique véritable, avec retentissement amphorique de la voix, observés dans la fosse *sus-épineuse* du côté droit au moment où l'épanchement était le plus abondant, comme aussi la disparition du même phénomène à mesure que l'épanchement diminuait d'abondance. »

Dans la seconde observation, M. Béhier relate encore ce fait, que chez un pleurétique, il a constaté du souffle à timbre métallique (souffle amphorique) dans la fosse *sus-épineuse* du côté malade ainsi qu'en avant *sous la clavicule*, où la percussion donnait une matité absolue. Ce signe stéthoscopique entendu le 20 avril ne disparut que le 2 mai, jour où l'on fit la ponction. On ne le retrouva que le 16 mai, jour où l'épanchement occupait de nouveau toute la cavité thoracique. Une nouvelle ponction faite le 17 le fit encore disparaître, et il ne se renouvela pas jusqu'à la mort du malade qui eut lieu dans la nuit du 5 au 6 juin 1854.

La nécropsie fit constater que la cavité pleurale droite était aux trois quarts remplie par de l'air, et le quart inférieur par un liquide purulent fétide. Les deux poumons ont été labourés dans tous les sens par des incisions aussi nombreuses que possible, et il a été impossible de trouver aucune trace de tubercules pulmonaires.

« Il me semble démontré, ajoute encore M. Béhier, que le bruit amphorique perçu chez les deux malades dont les observations précédent, n'était autre chose que le retentissement du murmure trachéal transmis par le poumon induré, alors que l'épanchement très-considérable accolait cet organe très-immédiatement à la trachée. »

« Enfin il faut conclure, continue M. Béhier, de ces deux exemples, que le tintement métallique est un meilleur signe du pneumothorax et d'une excavation pulmonaire considérable que le souffle amphorique. »

Dans les pages qui précèdent, on peut voir que les observateurs, dont je viens d'analyser les travaux, avaient en vue, aussi bien le souffle bronchique, que le souffle caverneux ou amphorique, mais il y a une remarque importante à signaler c'est que, dans les observations de MM. Rillet et Barthez, les bruits anomaux et notamment le souffle amphorique s'entendaient dans la fosse *sous-épineuse*, tandis que dans celles de M. Béhier, ils se passaient dans la *sus-épineuse*, circonstance qui, certainement, rend quelquefois le diagnostic différentiel très-difficile et de plus que *ces souffles dépendaient de l'épanchement*.

Mais avant d'aborder la discussion, voyons encore ce qu'en ont dit le professeur Landouzyet les autres auteurs qui ont écrit après lui.

Landouzy fait paraître en 1856 dans les Archives gén. de méd. les lignes suivantes : « Il est une modification très-importante et très-curieuse de ce souffle tubaire pleurétique : c'est le souffle amphorique pleurétique, qui n'a jamais été étudié dans aucun traité, et qui néanmoins a dû se présenter à bien des observateurs, tant ses caractères sont tranchés, et tant sont fréquents les cas dans lesquels il se produit. Bien des fois, le souffle tubaire lui-même, et surtout le souffle tubaire persistant après la résorption du liquide, a dû causer les plus grandes méprises. Le souffle amphorique est plus fréquent que ne le ferait penser le silence des auteurs, et surtout qu'il *n'est pas lié d'une manière actuelle à l'épanchement*, comme pourraient le faire supposer les quelques faits enrégistrés dans la science.

La première observation étant relative seulement aux bruits amphoriques constatés dans les mêmes circonstances que celles signalées plus haut, je n'en parlerai pas, et je passe de suite à la seconde qui nous montre que le *souffle tubaire peut se produire sans épanchement*.

Obs. II. — « Le 22 juin 1854, nous recevions à l'Hôtel-Dieu un homme âgé de 55 ans, offrant un épanchement considérable à gauche, datant de cinq mois.

Un souffle tubaire très-marqué, mais sans caractère amphorique, s'entendait seulement en arrière et en haut.

Le 4 juillet, je pratiquai le thoracentèse qui donna issue à 1,200 grammes de sérosité un peu trouble ; à notre grand étonnement, le souffle tubaire est à peu près aussi marqué qu'avant la

ponction, et on en constate même à la région antérieure, où nous n'en avions pas remarqué les
jours précédents.

Le malade meurt, et, à l'autopsie, on constate
ceci : il n'existe pas de liquide dans la plèvre ;
le poumon, réduit à une lame d'environ 3 centimètres d'épaisseur sur 10 de longueur, est refoulé en haut contre la colonne vertébrale, et
tellement confondu avec la fausse membrane,
qu'on a peine d'abord à le trouver ; le tissu pulmonaire est rougeâtre et ressemble, pour la
consistance, à celui du nouveau-né qui n'a pas
respiré, excepté à la partie supérieure qui offre
encore une faible crépitation.

Ce fait prouve :

1° Que l'existence du souffle bronchique est
indépendante du liquide pleural dans la pleurésie
chronique ;

2° Que non-seulement ce souffle continue après
la thoracentèse, lorsque le poumon se trouve
enfermé dans un fausse membrane inextensible ;
mais que la disposition du liquide peut même
augmenter l'étendue de la respiration bronchique. »

Obs. III. — « Le 9 janvier, entre à l'hôpital une
femme affectée d'un épanchement à gauche. —

Malgré le bruit hydro-aérique entendu sous la clavicule, bruit très-semblable à celui de pot fêlé, et en l'absence de tout râle au niveau du souffle amphorique et de tout autre signe de phthisie, nous devions exclure l'idée d'une pleurésie tuberculeuse. — La ponction ayant été faite, elle donne issue à 1 litre 10 centilitres de sérosité limpide au commencement, mais louche à la fin. Quelques jours plus tard, survient tout à coup une douleur vive dans le côté sans autre cause appréciable qu'un refroidissement. — Et nous constatons, le lendemain, le retour de l'épanchement gauche et un épanchement tout nouveau à droite.

La pleurésie était guérie en très-peu de temps, en donnant lieu aux mêmes symptômes que la première fois, et particulièrement au souffle amphorique.

Le 24 février seconde ponction qui donne issue à 1 kilogr. 70 cent. de pus sans odeur. — Persistance des phénomènes amphoriques, mais un peu diminués, puis reproduction des mêmes accidents qui nécessitent une nouvelle ponction.

Le 14 mars. — Il s'écoule 260 grammes de pus sans odeur. — Le souffle amphorique persiste toujours; mon trimestre de clinique étant terminé, je quitte la malade, mais je vais la revoir souvent et je constate la diminution progressive,

et plus tard, l'absence du souffle amphorique et
même de tout souffle tubaire. Enfin, la malade
meurt, et, à l'autopsie, on trouve le poumon gauche réduit au quart de son volume, transformé
en une sorte de tissu mou, amorphe, de couleur
rouge foncé, sans crépitation, entouré d'une
fausse membrane très-épaisse, très-résistante,
qu'on ne peut qu'avec peine séparer de la plèvre
viscérale.

Il n'existe de tubercules ni à droite, ni à
gauche. »

Dans cette observation, on le voit, non-seulement les phénomènes amphoriques ont existé
avant et après les thoracentèses, mais ils ont
coïncidé avec l'épanchement séreux et avec l'épanchement purulent, en conservant les mêmes caractères. Ils ont diminué après l'évacuation du
liquide ; ils ont un peu augmenté lorsqu'augmentait l'épanchement, pour disparaître enfin dans
les derniers mois qui ont précédé la mort.

L'observation qui va suivre montre que le
souffle amphorique peut exister sans épanchement.

Obs. IV. — Un malade de 53 ans, en traitement depuis six semaines, pour un épanchement
pleurétique gauche. Souffle amphorique en avant

et en arrière, toux amphorique des plus carac-
térisées.

On pratique, le 24 février, la thoracentèse, il
s'écoule 790 gr. de sérosité limpide ; on constate
toujours du souffle amphorique. Pour des motifs
expliqués dans l'observation, on pratique une
nouvelle ponction le 10 avril, mais il ne *s'écoule
pas une seule goutte de sérosité*. Il quitte l'hôpital
le 23 avril.

L'observation 5 n'ajoute rien à ce que nous
avons déjà dit. La 6ᵉ indique qu'après la ponction, les phénomènes amphoriques (souffle, voix
et toux) ont pris le caractère tellement caverneux qu'un « médecin étranger, fort instruit, qui
suivait la visite affirma qu'il y avait là une caverne. »

Et quinze jours après tout souffle avait entièrement disparu.

Les autres faits que Landouzy rapporte sont
relatifs à l'œgophonie, et font voir que ce phénomène acoustique peut, comme les autres signes
physiques dont nous venons de parler, exister
soit avec ou sans épanchement.

Les auteurs qui ont écrit après les savants pathologistes que je viens de nommer n'ont fait
que confirmer le dire de leur devanciers, en ajou-
tant toutefois quelques nouveaux faits fort inté-

ressants de leur pratique. Ainsi, « on trouve, dit Valleix, quelques sujets qui présentent la respiration caverneuse ou amphorique dans un point variable de la poitrine. Tantôt c'est sous la clavicule, tantôt dans la fosse sous-épineuse, et tantôt dans un point inférieur. J'ai eu, récemment encore, deux malades qui étaient dans ce cas. Chez l'un, auquel je pratiquai la thoracentèse, il y eut respiration caverneuse d'abord sous la clavicule, et puis dans les fosses sus et sous-épineuses; ensuite il ne resta que de la respiration broncho-pleurétique. Chez l'autre la respiration caverneuse était seulement sous la clavicule. »

Outre ces modifications de la respiration, la voix subit également des modifications; d'égophonique qu'elle est dans le principe, elle peut prendre le caractère de pectoriloquie. « En dehors des faits indiqués par M. Barthez, j'en ai vu plusieurs exemples, écrit Valleix, et l'on ne peut expliquer ce fait par la présence d'une caverne ou d'une induration de poumon, puisque ce médecin a trouvé le poumon parfaitement sain chez un sujet qui a succombé; que dans le service de M. Louis, il est mort un sujet également exempt de tubercules, bien qu'il eût présenté de la respiration caverneuse, de la pectoriloquie et du gargouillement, et que, chez ces deux sujets, l'épanchement s'étant dissipé, la voix est revenue parfaitement naturelle comme la respiration. »

A son tour, Trousseau vient ajouter son appoint dans la balance et y peser de tout le poids de son autorité. « Parfois, dit-il, la respiration amphorique, les gargouillements, la voix caverneuse sont si marqués qu'on ne peut se défendre de les rapporter à l'existence de cavernes pulmonaires, surtout lorsque ces bruits ont pour siége le sommet de la poitrine ; et, lors même que ces bruits s'entendent vers *l'angle inférieur de l'omoplate* ; on ne peut encore se défendre de la même idée, tant ces gargouillements et le souffle sont identiques à ceux qui se produisent dans de grandes cavités creusées au milieu du parenchyme du poumon. » Et comme preuve de ce qu'il avance suit cette observation : « Le 22 avril, neuf jours après le début de la bronchite et du point de côté, il se manifeste, du côté droit, des signes évidents d'une pleurésie. On fit deux fois la thoracentèse, et à la seconde fois l'épanchement ne reparut plus ; cependant la matité persista jusqu'à la fin.

Or, le 4 mai, nous avions commencé à entendre, de la manière la plus évidente, du souffle à gauche, avec respiration et gargouillements amphoriques, principalement vers l'angle de l'omoplate ; ces gargouillements, cette respiration amphorique et caverneuse, furent l'objet de notre attention tous les jours, ils ne cessèrent pas jusqu'à la mort de la malade.

En comparant les signes fournis par l'auscultation et la percussion chez cette jeune femme avec ceux que nous trouvons chez les phthisiques, il n'y avait de différence que dans le siége des bruits.

Voici les lésions anatomiques qui ont été constatées dans la poitrine. Le poumon droit était adhérent à la plèvre pariétale dans toute son étendue, il n'y avait point trace de tubercules, et les bronches étaient remplies de mucosités purulentes. Le poumon gauche libre de tout adhérence, souple, n'offrait aucun dépôt, aucune granulation de nature tuberculeuse ; à la coupe, les bronches laissaient écouler du muco-pus ; mais dans la plèvre il y avait 3 à 400 grammes de sérosité jaune sans dépôt fibrineux ; il n'existait point de fausses membranes à la surface du poumon. L'épanchement pleural était donc peu considérable, le poumon n'était guère comprimé, et cependant le souffle amphorique avait encore été entendu la veille de la mort.

Il faut donc accepter, et ce fait en est une preuve irrécusable, que le souffle amphorique peut exister sans tassement, sans induration du parenchyme pulmonaire, sans adhérences ni dépôts pseudo-membraneux des plèvres, enfin, sans qu'il y ait compression des gros troncs bronchiques. Quant au gargouillement dont le siége était dans les bronches remplies de muco-pus, il était peut-être transmis à l'oreille par une compression superficielle du poumon, là où existait l'épanchement pleural. »

Est-il besoin de citer encore ce que disent MM. Hardy et Béhier, Tardieu, Grisolle, sur cette matière? Je ne le pense pas, cependant je ne puis me dispenser de reproduire ce paragraphe relatif à la voix, que je trouve dans le livre de ce dernier. »

« Ailleurs c'est un bruit criard, tout à fait semblable à la voix de polichinelle ou au son du mirliton. Enfin, dans quelques cas rares, c'est une bronchophonie qui ne diffère en rien de celle qu'on entend dans un poumon hépatisé, ou bien encore il y a une véritable pectoriloquie, sans qu'il excite pourtant ni tubercules ni cavernes. »

En faisant le relevé des observations dont j'ai fait l'extrait dans les pages précédentes, et des observations inédites que j'ai compulsées, j'arrive à un chiffre assez rond qui a, je pense, son importance. Ces faits sont ainsi répartis : M. Nota, 1; MM. Rilliet et Barthez, 5; M. Béhier, 2; Landouzy, 6; Trousseau, 1; total 15; dans lesquels on a rencontré soit la respiration tu-

baire, caverneuse et amphorique, soit la pectoriloquie et le gargouillement. Moi, j'ai consulté
quinze observations de 1874, où j'ai vu six fois
consignés les bruits anomaux que je viens de
dénommer; de plus sur les dix observations, de
1875 que je possède, je peux en ajouter neuf à
celles qui précédent; de telle sorte que, sur un
total de quarante observations, il y en a trente
qui mentionnent l'anomalie citée plus haut.

Pour bien fixer les idées sur le rapport qui
existe entre les pleurésies classiques et les autres,
il faudrait donner une statistique par année, ce
que je ne puis faire, mais je puis dire que les
quinze cas de 1874 m'ont offert six fois l'anomalie, et que cette année j'arrive déjà à la proportion de neuf sur dix, ce qui démontre que les
cas considérés souvent comme exceptionnels,
rentrent dans la règle générale quand on regarde
de plus près. Il ressort aussi de ces chiffres que
quelquefois le médecin doit se trouver fort em-
barassé, quand surtout ces signes morbides sont
situés dans la fosse *sus-épineuse*, comme dans les
cas rapportés par M. Behier. M. Jaccoud signale
également cette particularité en ces mots : « La
pleurésie pseudo-cavitaire est quelquefois limitée
au sommet, l'élément différentiel tiré du siége
fait alors défaut, et la considération des autres
signes permet à peine d'échapper à l'erreur ; elle

est pour ainsi dire inévitable si le sommet de
l'autre poumon donne les signes d'une tuberculose commençante. » Cette difficulté de diagnostic n'avait pas échappé à Laënnec, car il dit :
« J'ai eu moi-même l'occasion, il y a peu d'années, de faire faire l'opération de l'empyème à
un jeune homme qui était dans ce cas, et qu'on
m'avait présenté comme un phthisique *in ex-
tremis*. »

Je ne veux pas passer outre sans signaler deux
bruits qui ont été aussi remarqués dans la pleurésie, bien qu'ils n'aient pas la valeur de ceux
qui sont l'objet de cette thèse. Je veux parler
du frottement pleural, qui a fait croire à une
péricardite, et du râle crépitant de la pleurésie.

Il se passe encore dans la plèvre un bruit de
frottement qui est occasionné, paraît-il, par les
mouvements du cœur.

M. Barth a publié, en 1850, un article dans
l'*Union médicale* qu'il termine ainsi : un phénomène, digne de remarque, c'est le bruit de
frottement synchrone avec les mouvements du
cœur, qui fut entendu pendant les premiers jours
près de la région précordiale, sans avoir été
précédé ni suivi d'aucun signe de péricardite.
Nous pensons que ce bruit avait son siége dans
la plèvre, et qu'il était produit par les mouvements du cœur, faisant frotter le feuillet pleu-

ral du péricarde sur celui qui tapisse la paroi antérieure et interne de la poitrine.

« Ce fait est assurément fort rare ; je n'en connais qu'un autre exemple mentionné par le docteur Stillé, de Philadelphie. »

M. Choyau (1) cite aussi, dans sa thèse, ce passage de Stokes, qui prouve qu'il connaissait aussi la possibilité de ces bruits pleuraux dus aux mouvements du cœur : « Ces modifications (du bruit de frottement par une pleurésie du côté gauche), ne se rapportent point, à proprement dire, aux phénomènes acoustiques de la péricardite ; ils consistent dans l'opposition simultanée de bruits semblables à ceux de cette maladie, mais qui se passent dans la plèvre ; aussi leur rhythme est différent, et correspond au mouvement du poumon. »

M. Choyau, lui-même, public une observation d'une femme, qui est un exemple de frottement pleural, synchrone à la systole cardiaque. On crut chez cette malade à une péricardite, mais on ne trouva, à l'autopsie, qu'une petite fausse membrane due à une péricardite ancienne et « qui ne pouvait produire aucune espèce de bruit anormal. » Seulement à la partie antérieure de la face interne du poumon, « la plèvre était

(1) Choyau. Thèse 1869.

recouverte de fausses membranes rugueuses ré-
centes, contre lesquelles le cœur était projeté à
chaque systole ventriculaire, et produisait ainsi
le bruit du frottement qui avait donné lieu à
une erreur de diagnostic. »

Quant au second bruit, il a été connu dès
1843, par la publication que firent MM. Récamier et Tessier, dans la *Gazette des hôpitaux*,
de cette observation : « Au n° 22 de la salle
Sainte-Madeleine, est couché un enfant de 15
à 16 ans, affecté de pleurésie aiguë avec épanchement. La maladie n'a rien présenté d'extraor-
dinaire dans sa marche; elle est actuellement en
voie de résolution..... Notre intention est seulement d'appeler votre attention et de fixer l'esprit des observateurs sur un phénomène inté-
ressant et peu connu, je veux parler du crépitus
(râle crépitant), qu'on entend quelquefois dans
la pleurésie aiguë, et dont ce malade nous fournit
un exemple que vous avez pu constater depuis
plusieurs jours. Ce phénomène appartient à l'histoire d'une maladie que l'on a oubliée de nos
jours, à l'histoire de la pleurésie.

Si on ausculte notre malade au niveau de l'o-
moplate du côté droit, et successivement en
portant l'oreille vers l'aisselle, on entend une
crépitation tout à fait semblable à celle qui a
lieu dans la pneumonie. Ce n'est pas le fait en

lui-même qui est nouveau ; maintes fois les médecins l'ont rencontré, mais alors ils l'attribuent à ce qu'ils appellent un peu de pneumonie qui compliquerait alors la pleurésie et ne manifesterait son existence que par ce râle seulement. Je crois qu'il y a ici une erreur : l'existence de ce peu de pneumonie n'est nullement démontrée en pareil cas. Je parle de faits de pleurésie simple sans trace de phlegmasie pulmonaire. Eh bien ! en pareil cas, j'ai plusieurs fois rencontré le crépitus, mais généralement moins nombreux, moins égal, moins instantané que celui de la pneumonie, dans laquelle il entre dans l'oreille par bouffées à la fin des inspirations fortes.

Nous pouvons nous demander si cette crépitation ne résulte point simplement du déploiement des dernières ramifications bronchiques indurées par l'inflammation pour la pneumonie, et du déploiement de la plèvre rétractée par l'inflammation dans la pleurésie. »

Trousseau aussi en parle dans sa clinique médicale de l'Hôtel-Dieu, mais d'accord avec tous les autres médecins et contrairement à l'opinion de MM. Récamier et Tessier, il l'attribue à un peu de pneumonie, mais laissons-lui la parole : « Il est une espèce de bruit que l'on entend à la fin de la pleurésie, que l'on considère comme un bruit de frottement et qui ressemble à de la crépitation fine. Ce bruit, que l'on retrouve dans la grande majorité des pleurésies, n'est en réalité qu'un râle crépitant, et je l'ai appelé *râle crépitant de la pleurésie,* » qu'il attribue à l'inflammation superficielle du poumon , par la raison « qu'il n'y a pas d'érysipèle sans tuméfaction fluxionnaire du tissu cellulaire souscutané; de même il n'y a pas de pleurésie sans fluxion irritative du tissu cellulaire sous-pleural et du parenchyme pulmonaire périphérique » (Trousseau).

Pour être plus complet, je devrais peut-être parler des bruits qui se passent dans le poumon, après la disparition de l'épanchement , mais quoique fort intéressants, ils ne rentrent pas tout à fait dans le cadre de mon travail ; et pressé par le temps, je n'ai pas rassemblé assez de matériaux pour en parler suffisamment; malgré cela, je tiens à en dire un mot.

Après que l'épanchement a disparu et que le poumon a repris à peu près sa place normale, on peut, dans certains cas et particulièrement dans la pleurésie chez les phthisiques, partager théoriquement cet organe en trois zones, tant au point de vue de la percussion que de l'auscultation. La première zone correspondra, en arrière, au tiers supérieur de la poitrine.

La troisième au tiers inférieur.

Et la deuxième sera intermédiaire aux deux autres, c'est-à-dire correspondra au tiers moyen.

Le tiers supérieur donnera, surtout dans le cas particulier cité plus haut, de la matité à la percussion ainsi que le tiers inférieur, mais le tiers moyen donnera de la sonorité.

L'auscultation ne décélera rien ou peu de chose dans la partie supérieure, si la lésion pulmonaire est à son début, tandis que les bruits anomaux occuperont les deux tiers inférieurs du poumon.

C'est dans cette dernière partie et surtout vers la base qu'habituellement siégent les frottements avec toutes leurs variétés; depuis le frottement fin (râle crépitant de Récamier) jusqu'au frottement bullaire, frottement râle de quelques auteurs. Mais c'est principalement au niveau de la zone moyenne, dans la fosse sous-épineuse et l'aisselle, que l'on rencontre les divers souffles que nous avons passés en revue. Cependant, il y a là une particularité que je ne veux pas passer sous silence : elle est bien certainement connue des cliniciens, il me semble, qu'elle n'est consignée nulle part. Cette particularité que M. Dunaugier, élève du service de M. le professeur Lasègue et moi, avons constatée chez plusieurs pleurétiques, aussi bien pendant l'épanchement qu'après, consiste en ce fait que, quand on dit

au malade de compter lentement, on entend d'a-
bord distinctement la résonnance de la voix avec
son timbre et son intensité normales, puis tout
aussitôt après une expiration soufflante, qui peut
présenter le timbre caverneux ou amphorique,
quoique la respiration n'offre aucun signe pathologique.

Ce bruit, selon moi, se présente après que la
respiration a été soufflante ou bien avant qu'elle
ne le devienne; dans l'un et l'autre cas, le poumon subit ou a subi la compression de l'épanchement, et par conséquent son tissu est induré.
Il n'est pas encore assez densifié, ou il ne l'est
plus assez pour apporter des modifications dans
la respiration, mais il l'est suffisamment pour
en apporter dans la voix où l'effort est plus
grand. D'où je conclus que par rapport à la
pleurésie ce signe, considéré seul, pourra indiquer qu'un malade est atteint d'une pleurésie en
voie de formation ou en pleine résolution.

Revenons maintenant au sujet principal.

Les questions qu'on peut maintenant se poser,
sont celles-ci : I. A quelle période de la maladie
ces signes stéthoscopiques anomaux apparais-
sent-ils, et dans quelle nature de pleurésie?

On peut dire, je crois, d'après les développe-
ments dans lesquels je suis entré, que :

1° Ces signes peuvent se montrer avec l'épanchement et persister avant et après lui.

2° Qu'ils se manifestent dans les pleurésies séreuses aussi bien que dans les pleurésies purulentes.

II. Quelles sont les causes qui déterminent ces bruits anomaux ?

MM. Rilliet et Barthez pensent que ces bruits, c'est-à-dire la respiration caverneuse, la respiration amphorique et le gargouillement « ne sont que le retentissement exagéré de ceux qui se produisent normalement dans la trachée et dans les grosses bronches. »

Ils regardent comme conditions favorables à la perception de ces bruits : « 1° la condensation considérable du poumon ; 2° son application contre les côtes ; 3° la présence et l'application contre les os de tout corps capable de transmettre les vibrations sonores ; 4° le retentissement exagéré par une cause quelconque, des bruits produits dans l'arbre laryngo-bronchique ; 5° peut-être la présence d'une couche mince de liquide favorise-t-elle la transmission des sons en les modifiant. »

Pour M. Béhier, la cause serait aussi dans l'induration du tissu pulmonaire, qui alors transmettrait mieux le murmure trachéal, ainsi que paraissent l'indiquer les deux observations que j'ai transcrites page 45, et le gargouillement serait produit par les mucosités, battues par l'air, que contiendrait la trachée ou les bronches.

Quant à Landouzy, il se demande : que faut-il pour la production du souffle tubaire?

Que faut-il pour la production du souffle amphorique?

A la première question, il répond : « Il faut, dans la pleurésie, comme dans la pneumonie, que l'air soit brusquement arrêté dans les tubes bronchiques par l'imperméabilité du parenchyme pulmonaire, et la consonnance augmentée par l'induration des tissus. »

A la deuxième, il dit : « Il faut un degré de plus d'imperméabilité, c'est-dire que l'air soit brusquement arrêté, non plus seulement dans les tubes, mais dans les tuyaux, par suite de la compression des tubes. »

Jusqu'à présent, tous les faits paraissent militer en faveur de la condensation du poumon, soit par la compression du liquide, soit par la présence des fausses membranes, ainsi que l'indiquent ces lignes de M. Jaccoud : « Le souffle bronchique et le souffle caverneux peuvent être produits sans liquide actuel, par des paquets pseudo-membraneux aplatissant le poumon sur les bronches moyennes ou grosses. » Bien. Tout le monde est d'accord, mais voici que, tout à coup, un cas, observé par Trousseau, ren verse l'échafaudage élevé sur l'induration du tissu pulmonaire et son aplatissement sur les bronchcs. J'ai reproduit, page 55, l'observation avec ces réflexions de l'ancien, professeur de l'Hôtel-Dieu : « Il faut donc accepter, et ce fait est une preuve irrécusable, que le souffle amphorique peut exister sans tassement, sans induration du parenchyme pulmonaire, sans adhérences ni dépôts pseudo-membraneux des plèvres, enfin sans qu'il y ait compression des gros troncs bronchiques. »

La médecine est pleine de ces déboires, quand on veut l'assimiler aux sciences exactes. Trop souvent une théorie, qu'on croyait solidement établie, est subitement démolie par un cas insolite qui se présente à votre observation. La médecine exige donc que celui qui la pratique soit toujours sur ses gardes pour ne pas être surpris, dérouté, car à chaque instant, il rencontre des faits qui n'ont pas été signalés ou qu'ils l'ont été d'une manière insuffisante. Enfin, la médecine étant par elle-même très-mouvementée, est et restera par-dessus tout une science d'observation. C'est aussi, il me semble, l'opinion de mon excellent président, quand il dit, dans l'introduction de son *Traité des angines :* « Aucun homme, mêlé de près ou de loin au mouvement

scientifique, n'a le droit de méconnaître la gran-
deur des progrès accomplis de notre temps ;
mais à côté, sinon au-dessus des méthodes
expérimentales, l'observation clinique garde une
place qu'on pourra lui contester, qu'on ne lui
ravira jamais. »

Giraux.

CONCLUSIONS.

Percussion.— Le son tympanique doit être mis au nombre des signes physiques de la pleurésie aiguë ou chronique.

Il s'entend à toutes les périodes de la maladie ; cependant il disparaît le plus habituellement quand l'épanchement remplit totalement la poitrine.

Il peut aussi se produire en l'absence de tout liquide dans la plèvre.

Il siége à la région sous-claviculaire du côté de l'épanchement.

Chez un même malade, il n'est pas toujours identique à lui-même.

Il serait produit, selon Skoda, par la vibration du tissu pulmonaire condensé.

Pour Williams, il serait dû à l'ébranlement plessimétrique de la colonne d'air trachéo-bronchique et transmis par les vésicules pulmonaires, condensées autour des grosses bronches.

Enfin pour Monneret, MM. Hardy et Béhier, etc., ce son est dû aux rapports existants entre le poumon comprimé par l'épanchement et les grosses bronches et la trachée dans lesquelles résonnerait la percussion opérée médiatement sur le poumon densifié.

Le bruit du flot paraît avoir été observé deux fois dans des pleurésies sans perforation, en pratiquant la succussion.

Auscultation.— Le souffle bronchique est un symptôme très-fréquent de la phlegmasie pleurale, ainsi que le souffle caverneux, amphorique et le gargouillement.

Ces souffles pleurétiques existent en gardant les mêmes caractères aussi bien dans les pleurésies séreuses que dans les pleurésies purulentes.

Ils peuvent être entendus dans la pleurésie en l'absence de toute excavation pulmonaire.

Ils sont entendus, le plus ordinairement, pendant l'épanchement et ils disparaissent avec lui.

Le souffle amphorique n'est pas lié d'une manière actuelle à l'épanchement, il peut exister avant et après la thoracentèse.

Il peut exister sans épanchement.

Les souffles pleuraux siégent le plus habituellement dans la fosse sous-épineuse ; c'est-à-dire dans la zone moyenne du poumon. Cependant on peut les percevoir dans les fosses sous-claviculaire et sus-épineuse ; dans ce dernier cas ils offrent quelquefois une difficulté très-grande de diagnostic.

Suivant la plupart des auteurs, ils ne sont que le retentissement de ceux qui se passent norma-lement dans la trachée et les grosses bronches, transmis par le poumon induré et accolé aux tuyaux aériens.

Cependant ils peuvent exister sans induration du tissu pulmonaire, sans fausses membranes et sans compression des gros troncs bronchiques. L'égophonie peut aussi se montrer avec ou sans épanchement.

Le gargouillement est produit par les mucosi-tés contenues dans les grosses bronches, que l'air met en mouvement.

Le frottement pleural peut simuler une péri-cardite.

On peut enfin entendre, dans la pleurésie, un râle crépitant que Trousseau appelle râle crépi-tant de la pleurésie.

Obs. I. — Pleurésie classique à l'appui de la description de
cette maladie faite à la page 16.

Le nommée, Lavallée Louis, âgé de 46 ans, porteur aux
Halles, est entré à l'hospice de la Pitié le 26 octobre 1875, et
occupe le lit n° 14 de la salle Saint-Paul.

Ce malade est sorti de l'hôpital le 9 avril dernier, après y
être resté treize jours. Alors il y était venu pour des selles hé-
morrhagiques..... Pas de souffle au cœur ni dans les vais-
seaux, de plus il ne tousse pas. Seulement, avant sa sortie, il
éprouve un point de côté à gauche. La douleur est vive et
s'augmente par la pression. Pas de frissons, pas de fièvre,
mais un peu de toux sans expectoration. Les signes stéthoscopiques sont nuls. On croit alors à une simple pleuro-
dynie.

Le 27 avril, jour de sa rentrée, on constate les symptômes
suivants : oppression, essoufflement facile, pas de dypsnée
vraie ; pendant la nuit, il faut que le malade soit à demi-assis
pour respirer. Décubitus impossible sur le côté droit. Point
de côté à gauche, persistant, très-douloureux lorsque l'on
fait tenter une inspiration profonde. Toux sèche, assez fréquente, un peu d'expectoration très-épaisse, adhérente, blan-
châtre, au réveil.

La percussion révèle, à gauche, matité s'étendant de la
base du poumon à l'angle inférieur de l'omoplate en arrière
et remontant en avant jusqu'à un travers de doigt au-dessus
du mamelon. Dans le creux axillaire, la matité s'élève jusqu'au niveau qui correspond aux deux points précédents. La
sonorité n'est exagérée à gauche ni dans la fosse sous-claviculaire, ni dans les fosses sus et sous-épineuses. A droite, sonorité normale.

L'auscultation donne : respiration complémentaire dans
tout le poumon droit et à gauche au-dessus de la ligne de ma-

tité. A gauche, au-dessous de cette ligne, absence du murmure vésiculaire en avant, en arrière et sous l'aisselle ; souffle
doux de pleurésie sur toute la ligne de l'épanchement, pas
d'égophonie vraie, mais plutôt nasonnement. Le côté gauche
de la poitrine est dilaté ; le cœur, dont on sent assez peu les
battements à la palpation, semble dévié à droite; la pointe
bat entre le mamelon et la ligne médiane du sternum. Le malade n'accuse point de palpitations. Fièvre légère, pouls à 90
température 38°. — Le malade ne se souvient pas d'avoir eu
de frissons ni au début de sa maladie, ni depuis qu'elle s'est
déclarée. L'appétit est très-diminué, cependant les digestions
se font assez bien et les selles sont régulières. Mais l'épanchement augmente. et le 2 mai on constate que la matité est
absolue dans tout le côté gauche de la poitrine. Le cœur est
refoulé à droite, la pointe bat sous le sternum. L'oppression
n'est pas augmentée et il n'y a pas de palpitations. La fièvre
est un peu plus forte ; le nombre des pulsations varie de 90
à 110 ; la température ne s'élève pas, aucun frisson. Sommeil pénible, souvent interrompu. Toux sèche, expectoration
rare, présentant toujours les mêmes caractères..... L'épanchement remplit tout le côté gauche, refoulant de plus en
plus le cœur, dont la pointe bat à deux travers de doigt à
droite du sternum.

Le 7 mai. On propose au malade la ponction de la poitrine ; après quelque hésitation il accepte.—Le 10 mai, l'opération est pratiquée..... Cette ponction donne 1,500 gr. d'un
liquide citrin, transparent, sans mélange de pus. Un accès
de toux très-violent survient pendant que ce liquide s'écoule,
le malade craint une syncope; on retire la canule du trocart
quoique bien certainement il reste encore une quantité notable
de liquide dans la poitrine. Cependant, on constate que le
cœur est revenu occuper sa place. Sonorité à la percussion
au sommet en avant et en arrière ; la matité persiste dans les
deux tiers inférieurs du poumon gauche; et pourtant la respiration s'entend de nouveau, mais très-affaiblie jusqu'à
l'angle inférieur de l'omoplate. Bruits de cuir neuf dans tous
les points que l'épanchement occupait, surtout en avant, dans

la fosse sous-claviculaire. La voix vibre maintenant à gauche, pas d'égophonie.

Pendant les jours qui suivent là ponction, aucun accident. La respiration est plus libre, l'appétit meilleur, le sommeil plus calme. Seul le pouls est un peu accéléré ; le soir, il donne presque toujours de 100 à 110 pulsations. Aucun frisson. On ne constate pas de retour de l'épanchement pendant les cinq jours du 10 au 15 mai.

Le 17 mai, on entend la respiration dans la moitié supérieure du poumon gauche ; le cœur n'est pas déplacé, peut-être y a-t-il un peu d'augmentation de l'épanchement, car on constate de la matité et de l'affaiblissement du murmure respiratoire au niveau de l'angle inférieur de l'omoplate ; le poumon droit fonctionne normalement. Pouls, 104.....

Du 20 mai à la fin du mois, progrès lent, mais non interrompu. Le malade tousse très-peu, respire assez librement, dort bien, mange avec appétit. Les signes d'auscultation et de percussion restent à peu près les mêmes. Très-probablement il n'y a pas eu retour de l'épanchement, et la matité qui persiste complète à la base gauche n'est due qu'à un amas de fausses membranes.

Dans les premiers jours de juin, on entend quelques râles muqueux dans la région axillaire droite. Ces râles, peu nombreux, disparaissent facilement lorsque l'on fait tousser le malade ; pas d'expectoration, pas de mouvement fébrile plus prononcé ; le pouls est toujours à 84 ou 90 depuis le 25 mai environ.

Enfin, le 16 juin, le malade demande à sortir de l'hôpital, et, à ce moment, la percussion donne de la sonorité normale dans toute l'étendue du poumon droit.— A gauche en avant, sonorité presque normale ; cependant, il y a, dans le timbre et l'élasticité, une légère différence au profit du côté droit. Il n'y a pas de sonorité exagérée dans la fosse sous-claviculaire gauche. En arrière, submatité dans les fosses sus et sous-épineuses, allant en augmentant du sommet à la base où il y a une matité vraie.

Auscultation : respiration normale à droite.

A gauche, en avant, respiration normale ; résonnance de la voie normale. En arrière, la respiration s'entend très-bien dans les deux tiers supérieurs du poumon, quoique bien plus faible qu'à droite. A la base, le murmure vésiculaire est encore nul et la voix est un peu nasonnée. Enfin, dans la région axillaire, la respiration est plus pénétrante qu'en arrière, et la matité est moins considérable.

Le malade quitte donc l'hôpital sinon entièrement guéri du moins en pleine convalescence.

Obs. II. — Pleurésie purulente qui a présenté du bruit skodique et du souffle amphorique.

(Résumé de l'obs. recueillie par M. Dumaugier.)

Au n° 24 de la salle Saint-Paul est couché le nommé Clervois Louis, âgé de 27 ans, entré à l'hôpital de la Pitié, le 12 avril 1875.

Il y a 16 jours, ce malade, détenu à la prison de la Santé, fut pris dans la soirée d'un frisson et d'une sensation de constriction dans le côté gauche de la poitrine. « Il lui semblait, dit-il, qu'il eût la poitrine serrée dans un étau. » Le lendemain il éprouva une douleur mammaire très-vive (gauche). Cette douleur se montra plusieurs fois dans la journée et le jour suivant elle durait chaque fois deux ou trois heures environ.

Les frissons se répétèrent aussi les jours suivants jusqu'au jeudi (5e jour de l'affection) ; ils apparaissaient l'après-midi entre deux et quatre heures. Le malade toussait beaucoup, dormait peu ou pas et avait entièrement perdu l'appétit. Ce n'est que le dimanche suivant (8e jour) qu'il entra à l'infirmerie.

Etat actuel. Le malade est profondément abattu, anxieux.

12 avril. Dypsnée considérable : il est couché sur le côté malade (gauche). Pouls à 90. Toux assez fréquente. Crachats abondants, aérés, blanchâtres.

Les vibrations thoraciques sont nulles dans le côté gauche

de la poitrine, excepté dans le tiers supérieur (antérieur et postérieur).

Percussion : défaut d'élasticité, résistance au doigt. La matité occupe en avant, en arrière et sur les côtés, les deux tiers inférieurs, partout ailleurs il y a de la submatité, si ce n'est dans la fosse sous-claviculaire où l'on détermine un son *demi-tympanique* quand on percute le malade ayant la bouche ouverte.

Auscultation : à droite, râles de bronchite ; sibilants et ronflants dans tout le poumon sans exception ; à gauche, en arrière, on entend les mêmes râles, mais moins bruyants, et tandis qu'à droite on perçoit, au-dessous d'eux, le murmure vésiculaire, celui-ci est ici presque nul. Pas d'égophonie, peu de résonnance de la voix. Dans les fosses *sus et sous-épineuses*, lorsque le malade parle, *la voix prend le timbre amphorique*.

Le 13. Le malade n'a pas dormi. Souffle amphorique dans les fosses sus et sous-épineuses et sous-claviculaire.

Le 14. On pratique la thoracentèse et il ne s'écoule pas de liquide.

Le 16. On la pratique de nouveau, et cette fois-ci on obtient 3 litres de pus assez semblable à de la purée de pois, un peu filant, non mousseux, très-homogène.

Immédiatement après l'opération, apparition dans la fosse sous-claviculaire des bruits simulant assez bien les frottements pleuraux. Le soir de l'opération, le malade respire librement. Les vibrations thoraciques sont perceptibles mais plus faibles qu'à droite. La sonorité est en partie revenue et le murmure vésiculaire a sensiblement reparu et s'accompagne de râles sibilants et soufflants. Etat général satisfaisant.

Le 17. Vers l'angle inférieur et l'omoplate, on perçoit un peu d'égobronchophonie. Température : 38° au matin, 38°4 au soir ; le pouls à 92 et la respiration 50.

Le 19. Toujours les mêmes râles sibilants et ronflants, seulement le murmure vésiculaire est plus affaibli que les jours précédents, et dans les deux tiers inférieurs du poumon, la matité a remplacé la faible résonnance qui avait suivi l'opération. Pouls à 90; température du matin, 37°2, le soir, 38°2.

Le 24. Les vibrations thoraciques sont aujourd'hui complètement abolies. Matité partout, sauf dans la fosse sous-claviculaire où on obtient le bruit de *pot fêlé*, et la fosse sus-épineuse où on a de la submatité; *souffle caverneux* dans la fosse sous-épineuse. Pouls à 96.

Le 17. Souffle amphorique en avant et dans la fosse sous-épineuse, souffle pleurétique profond et voilé dans le creux axillaire, frottements en avant avec son hydro-aérique dans la fosse sous-claviculaire. Gargouillement vers la base en avant.

Le 29. Le côté gauche est dilaté d'une façon très-apparente. Pouls 110 et la temp. 39° le soir.

Le 30. A la visite du matin, la température est à 37₀. — M. Verneuil lui fait, avec le bistouri, une large ouverture, et un flot de pus jaillit sur l'opérateur et les assistants.

Le 3 mai. Etat général très-bon. Le malade a de l'appétit et dort. La percussion donne de la matité dans tout le poumon gauche, excepté au sommet.

A l'auscultation, on constate que le murmure vésiculaire n'a, pour ainsi dire, pas reparu. Au niveau de l'angle inférieur de l'omoplate, on trouve du souffle tubo-caverneux avec voix caverneuse et les râles sibilants et souflants n'existent plus.

Enfin, les signes morbides disparaissent petit à petit et l'amélioration s'accentue de jour en jour, et maintenant (juillet) le malade va très-bien, tout en conservant une fistule qui marche vers la cicatrisation.

Obs. III. — Pleurésie aiguë non purulente présentant du bruit skodique et du souffle amphorique.

Au n° 32 de la salle Saint-Paul, est couché le nommé Roussin Jean, âgé de 55 ans, maréchal, entré à l'hôpital de la Pitié le 28 juin 1875.

Antécédents.—Ce malade n'accuse aucun antécédent pathologique. Il s'est toujours bien porté et ne se souvient d'avoir eu aucune maladie pendant son enfance. Dix jours avant son entrée à l'hôpital, à la suite d'une course au milieu de la pluie, il fut pris de frissons répétés, d'un point de côté à la région hypocondriaque gauche ; il a eu de la fièvre, une céphalalgie violente ; en même temps il fut pris d'une dyspnée assez intense. Il fut obligé d'interrompre son travail et de garder le lit. Dix jours après, voyant qu'il ne guérissait pas, il se décide à entrer à l'hôpital.

Etat actuel. — L'aspect général du malade est celui d'un homme fort et vigoureux ; il ne paraît pas trop affaissé; cependant la fièvre est intense.

Du côté des organes de la respiration, on trouve à la percussion une matité très-manifeste du côté gauche à la partie postérieure ; à droite, au contraire, il y aurait plutôt exagération de la sonorité. A l'auscultation, on trouve à gauche et à la partie postérieure, dans les deux tiers inférieurs, la disparition du murmure vésiculaire, la voix s'entend à peine et il n'y a pas d'égophonie ; les vibrations thoraciques n'existent plus ; dans le tiers supérieur, au contraire, la respiration est soufflante et supplémentaire La matité tourne sous l'aisselle et se manifeste encore à la partie antérieure gauche et l'on retrouve les mêmes signes stéthoscopiques qu'à la partie postérieure. Cependant je noterai qu'il y a aussi des râles de bronchite dans les deux poumons et que sous la clavicule gauche nous avons trouvé hier, 3 juin, à la percussion, *du son skodique* qui n'existait pas auparavant. Aujourd'hui, 4 juin, le son skodique s'entend encore, et de plus on perçoit, à l'auscultation, une *respiration amphorique* qu'on retrouve en arrière dans la fosse sous-épineuse.

Le malade crache beaucoup ; les crachats sont incolores, assez aérés et peu visqueux.

Le 7 juillet. Le son skodique a disparu ; la matité est complète en avant et en arrière ; mais à l'auscultation on entend un souffle magnifiquement *amphorique* en avant sous la clavicule dans une étendue assez considérable, et en arrière dans les fosses sus-sous-épineuses et dans l'aisselle.

Le 8. Les mêmes signes physiques persistent. On fait la ponction qui donne issue à 3 lit. 60 cent. d'un liquide citrin et limpide au commencement et qui devient louche à la fin.

A la percussion, la matité persiste dans les mêmes régions.

A l'auscultation, la respiration s'entend en avant et en arrière dans les deux tiers supérieurs avec un caractère franchement soufflant, accompagné de gros râles (frottements, râles) qui sont, paraît-il, caractéristiques de cette période.

Le 13. La percussion donne de la matité dans toute la hauteur du poumon en arrière, et en avant on perçoit *un son hydro-aérique* manifeste dans la partie moyenne de l'espace compris entre le cœur et la clavicule. A la base, matité complète.

L'auscultation fait reconnaître du souffle amphorique dans le tiers-supérieur du poumon en arrière, mais ce souffle a une intensité plus grande dans une zone qui occupe la fosse sous-épineuse en s'étendant de la colonne vertébrale au creux axillaire où il a une intensité vraiment remarquable. A la base, silence absolu. L'épanchement a donc repris une proportion qui nécessitera peut-être une nouvelle ponction dans un temps très-rapproché.

Obs. IV. — Pleurésie non purulente ayant présenté du bruit skodique, du souffle amphorique et du tintement métallique.

(Cette observation a été recueillie par M. Augier, dans le service de M. Sée.

Mlle X...., âgée de 18 ans, est entrée à la Charité, salle Sainte-Anne, n° 19, vers le 15 octobre 1874, pour une pleurésie qui occupait le côté gauche de la poitrine.

Cette pleurésie avait débuté d'une façon aiguë, c'est-à-dire par des frissons, de la fièvre et point de côté.

La santé de cette jeune fille avait été bonne jusque-là ; pas d'antécédents héréditaires, peu ou pas de toux, pas d'expectoration. Matité au côté gauche, murmure respiratoire nul ; souffle bronchique voilé, égophonie, *bruit skodique* en avant sous la clavicule. Rien du côté droit.

. Deux ponctions sont faites pendant le mois de novembre et donnent issue à un liquide transparent et citrin.

. Vers la fin de ce mois, la température de la malade s'élève notablement et oscille entre 39° et 40°, comme si la pleurésie devait passer à la purulence. Mais, « dit M. Sée, dans une clinique qu'il fit au sujet de cette malade, la température n'a pas une grande valeur dans la pleurésie, elle est tout à fait bizarre et la courbe n'a rien de régulier, de positif. La température peut se maintenir élevée pendant plusieurs jours, plusieurs semaines même, sans que pour cela il se forme du pus dans la plèvre. »

Chez cette malade, l'épanchement s'étant de nouveau reformé abondant et déterminant une gêne considérable de la respiration, on procède vers le commencement de décembre à une troisième ponction qui donne encore issue à un liquide parfaitement transparent, citrin, sans trace de pus.

Quelques jours après cette ponction, on entend du côté gauche en arrière un bruit de souffle tantôt caverneux, tantôt amphorique et de plus un *tintement métallique* très-marqué. La percussion en avant, du même côté, donne un bruit de *pot fêlé*.

« On pourrait penser, dit M. Sée, à un pneumothorax ou à une caverne, mais il n'en est rien et il faut rattacher ces phénomènes singuliers aux conditions particulières dans lesquelles se trouvent et le poumon et les parois thoraciques au point de vue des vibrations et des renforcements des bruits. »

La malade, au lieu d'aller vers la guérison, prit le chemin opposé et finit par succomber.

L'autopsie montra que le poumon ne contenait aucune caverne et aucune trace de tubercule.

Obs. V. — Pleurésie aiguë. Pectoriloquie. Voix caverneuse. Ventriloquie.

Au n° 38 de la salle Saint-Paul se trouve le nommé Chicot, âgé de 36 ans, maréchal, entré à l'hospice de la Pitié, le 17 mars 1874.

Ce malade entre à l'hôpital pour un point de côté qui l'empêche de travailler. Voilà huit à dix jours que cela dure. Il ne se rappelle pas avoir été exposé à un courant d'air froid. Ce qui le gêne, c'est une douleur vive qui le prend subitement et l'empêche de forger.

Etat actuel. — Constitution médiocre, apparence chétive. L'examen du poumon gauche fait reconnaître au sommet une respiration faible, un peu prolongée. En descendant vers la base, la respiration s'affaiblit de plus en plus jusqu'à devenir nulle.

Pas d'égophonie, un peu de pectoriloquie et enfin tout à la base il y a un point où on entend de la *ventriloquie* (M. Lasègue).

La percussion donne un son normal au sommet, de la matité dans les deux tiers inférieurs, et de la sonorité stomacale en avant dans la fosse sous-claviculaire. Le poumon droit est normal. La respiration est rude et supplémentaire au sommet seulement.

Sous l'influence du traitement, l'état du malade s'améliore, quelques jours après, on constate que la douleur de côté a disparu, que des frottements légers se font entendre, et enfin que la santé revient.

Obs. VI. — Pleurésie chez un tuberculeux. Souffle amphorique et expiration soufflante.

Le nommé Terrasse, âgé de 19 ans, fumiste, couche au n° 3 de la salle Saint-Paul, est entré à la Pitié le 23 mai 1875.

Ce jeune homme jouissait d'une assez bonne santé, lorsqu'il y a environ deux mois, il commença à tousser. En même temps survinrent de la dyspnée et une diminution progressive de ses forces qui l'obligèrent à suspendre son travail. Il a une fois craché du sang, mais en quantité peu considérable, a beaucoup maigri et sue un peu la nuit.

Il a éprouvé, il y a trois ou quatre jours, une douleur dans le côté droit, mais cette douleur n'a duré que très-peu de temps et n'existe plus aujourd'hui.

A son entrée à l'hôpital, il est pâle, le pouls est assez fréquent et la température du matin est à 38°. Pas de douleur dans la poitrine, dyspnée peu intense. Toux s'accompagnant de crachats épais, visqueux, verdâtres.

Par la percussion on constate de la matité à la base du poumon droit et les vibrations sont diminuées à ce niveau.

A l'auscultation, on perçoit à droite en arrière et en bas du souffle doux, superficiel sans maximum d'intensité, mais s'étendant beaucoup dans le sens transversal. On perçoit également à ce niveau des frottements et de l'égophonie très-prononcée. Dans les deux poumons on entend quelques râles sous-crépitants.

Aux deux sommets, dans les fosses sus et sous-épineuses, la respiration est normale et la même des deux côtés ; cependant, dans le creux sous-claviculaire droit, on perçoit quelques râles sous-crépitants fins.

La langue est rouge, un peu sèche ; les fonctions digestives sont bonnes.

Le diagnostic est pleurésie à droite compliquée de bronchite probablement de nature tuberculeuse.

Le 29 mai. L'état général semble meilleur. A l'auscultation, on perçoit toujours du souffle doux avec de l'égophonie en arrière et dans les deux tiers inférieurs du poumon droit. Mais ce souffle s'entend surtout à l'expiration, tandis qu'à l'inspiration on perçoit de gros râles à bulles inégales constituant un véritable gargouillement.

Par la percussion, on constate que le niveau du liquide n'a pas changé.

Le 28 juin. Les signes stéthoscopiques sont tout à fait accentués ; les tubercules sont en pleine voie de ramollissement ; la fièvre est très-forte surtout le soir ; le pouls passe 120 pulsations. Ce malade a, la nuit, des sueurs profuses et malgré cela l'appétit est conservé et il va régulièrement à la selle une fois par jour.

L'auscultation indique que l'épanchement est à peu près résorbé, car on entend des frottements à la base et le souffle mentionné plus haut n'existe plus. Seulement il y a ce fait singulier que j'ai signalé dans ma thèse, c'est que, quand on fait compter lentement le malade, on perçoit, vers l'angle inférieur de l'omoplate et même plus bas, du côté du rachis et après le nombre prononcé, une expiration soufflante à timbre tantôt caverneux, tantôt amphorique.

Ce signe acoustique a encore été perçu les jours suivants, mais le 3 juillet, il était remplacé par un souffle manifestement amphorique ; la voix était devenue égobronchophonique et la percussion donnait de la matité au sommet droit en arrière ainsi qu'à la base, et de la sonorité vers le milieu du poumon.

Depuis cette époque, le souffle amphorique persiste toujours aussi accentué et on perçoit aussi dans la même région de gros râles qui prennent tout à fait le caractère du gargouillement quand le malade tousse.

Dans ce cas, je crois qu'il n'y a pas à avoir de doutes sur la nature de la lésion, car ce malade présente au sommet des deux poumons des indices manifestes de la tuberculose.

Paris. A. Parent, imprimeur de la Faulté de Médecine, rue M^r-le-Prince, K

www.ingramcontent.com/pod-product-compliance
Ingram Content Group UK Ltd.
Pitfield, Milton Keynes, MK11 3LW, UK
UKHW020931120726
13693UKWH00003B/1267